le massage de bébé

chansons, conseils et exercices

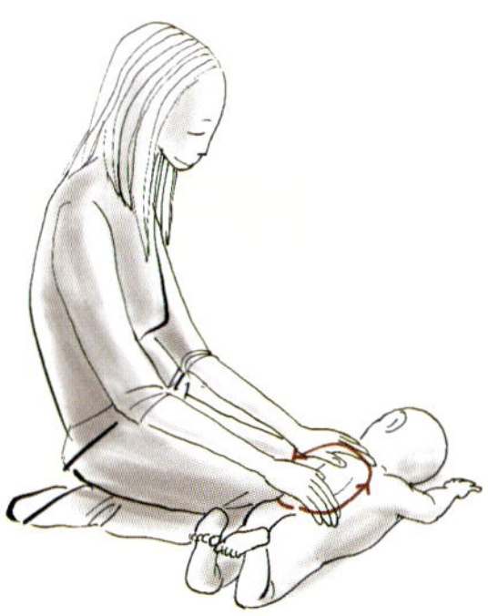

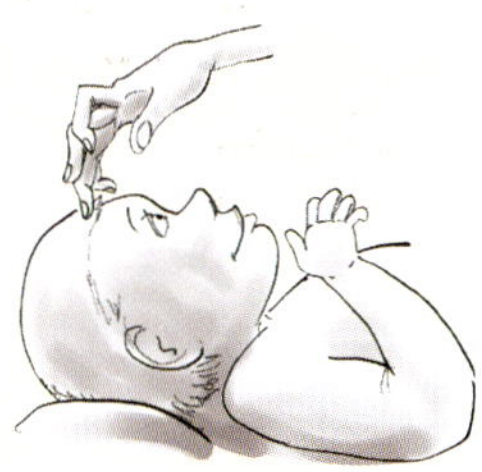

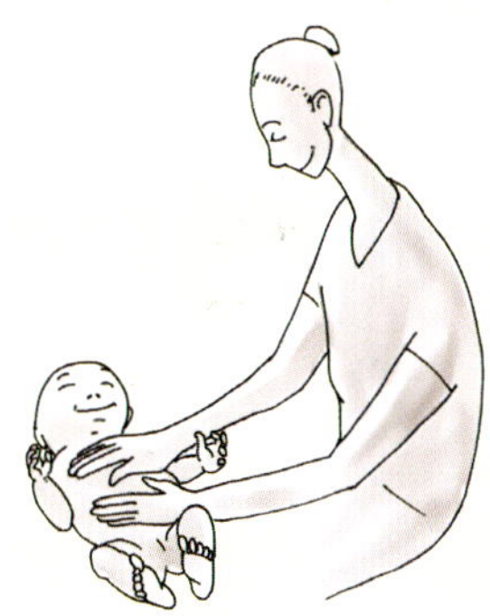

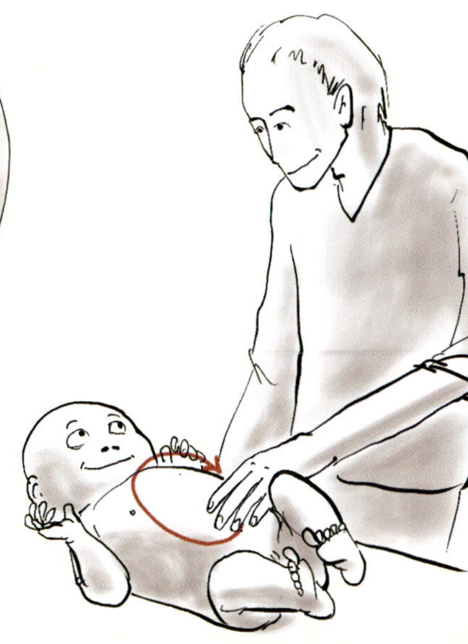

FORMULETTE production

Association Française de Massage pour Bébé

Auteurs compositeurs : Marie-Anne Sévin, Benoit Tulasne,
domaine public, droits réservés.
Interprète adulte : Marie-Anne Sévin
Voix d'enfants : Julie et Maud Rolland, Valentine Tulasne
Arrangements, instruments et réalisation : Sylvain Rolland

Remerciements de Sylvain Rolland :
Merci à Nicolas Couturier,
Massimo Murgia, Babeth, Julie et Maud

Illustrations : Gilles Macagno
Mise en page : Laurence Torres
Correction : Coralline Pottiez
Directeur de collection : Rémi Guichard

REMERCIEMENTS

Tout d'abord, un grand merci à mes parents qui ont su m'envelopper de tendresse, de caresses et de musique ;
Merci à mon mari, Benoit qui m'a toujours soutenue, aimée et massée avec amour ;
Merci à mes filles toujours à l'écoute de mes mains et de mes chansons pour ces moments de bonheur partagé ;
Merci à toutes les mamans, les papas, les nounous et leurs bébés qui m'ont poussée à réaliser ce bel opus ;
Enfin, merci à Rémi qui a cru en ce projet et qui lui a permis d'exister...

Marie-Anne Sévin

Conforme à la loi n° 49-956 du 16 Juillet 1949
sur les publications destinées à la jeunesse.
Dépôt légal : juin 2011
Imprimé dans l'Union européenne par l'intermédiaire de www.alphabook.fr

ISBN : 9782362560224

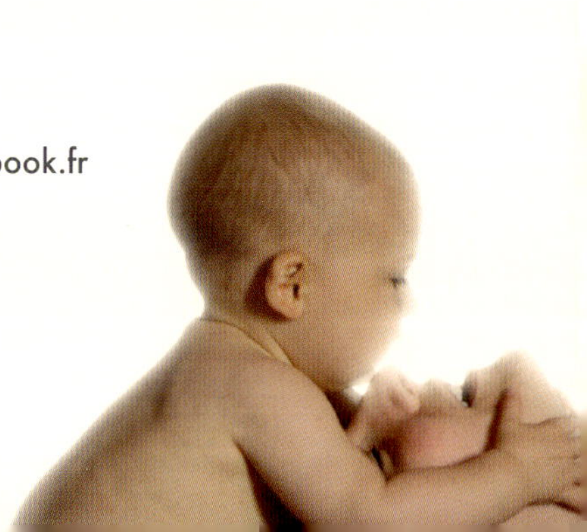

le massage de bébé

chansons, conseils et exercices

Préface et Préambule

Éveil des mains et détente

Massage et éveil du corps

Massage dynamisant

Massage et éveil du visage

Pour conclure

Préface

Depuis des millénaires, les mères indiennes, asiatiques ou africaines massent quotidiennement et naturellement leurs enfants dès la naissance. C'est un rituel qui se transmet et se perpétue traditionnellement de mère en fille.

Depuis la nuit des temps, la musique existe dans toutes les sociétés humaines, présente comme un rite dans tous les évènements, porteuse de sens et de symboles. Elle est à la fois consolation, apaisement mais aussi rencontre, émotion, communication, échange, écoute, plaisir, silence…

Dès la naissance et même avant, le bébé baigne dans un univers musical fait de rythmes variés, de bruits et sons environnants, de la mélodie de la voix de sa mère qu'il reconnaît à toute autre, qui l'enveloppe, le sécurise, le réconforte et lui offre le lien protecteur entre l'avant et l'après naissance. Dans l'antiquité déjà, les mamans chantaient des comptines à leurs bébés…

La découverte musicale est par essence multi sensorielle mais le toucher semble le plus indissociable de la découverte des sons du fait même que l'ouïe rejoint le toucher quand les basses fréquences rejoignent les vibrations. Mémoire sonore et mémoire du toucher sont donc intimement liées.

Quoi de plus naturel alors que de relier pour le bien-être et la détente des tout-petits ces deux aspects d'une même réalité ?

Le massage est un merveilleux moyen de communication qui offre au bébé un moment d'échange privilégié et renforce le lien d'attachement qui le lie à ses parents. Il favorise sa transition vers le monde extérieur renforçant ainsi son sentiment de sécurité. Il l'aide à intégrer son schéma corporel lui permettant peu à peu d'intégrer son propre corps. Il y fait l'expérience répétée de ses limites corporelles.

Les comptines elles aussi, au-delà du plaisir ludique qu'elles instaurent, accompagnent l'enfant dans des découvertes essentielles par la mise en jeu de son propre corps. Les premières émotions musicales naissent ainsi de moments de partage et d'échange dans un accordage entre le corps de l'enfant et celui de l'adulte. Bercer et chantonner sont des gestes naturels que la plupart des parents font spontanément quand ils ont un bébé dans les bras.

Comptines et massages se rejoignent dans un plaisir de peau où corps et voix offrent à l'enfant une bulle de chaleur et d'amour, renforçant son sentiment d'être dans une relation partagée mais lui permettant cependant par les mots de mettre de la distance. Les comptines illustrent le massage, le massage souligne les mots des comptines dans une relation étroite entre la voix et le toucher, tous deux modes d'expression naturels, qui s'unissent pour créer un univers infini d'expériences.

« Pour que la voix devienne caresse et le toucher langage »

Association Française de Massage pour Bébé

Josette GABRIEL,
Instructrice certifiée IAIM,
(International Association of Infant Massage)
Membre du Conseil d'Administration de
l'Association Française de Massage pour Bébé
www. massage-bebe.asso.fr

Préambule

Pourquoi un CD de massage ?

- Le massage favorise la relation parent-bébé.
- Le massage est rassurant pour le bébé car il l'aide à retrouver les limites de son corps.
- Le massage aide à développer la perception du schéma corporel et la sensorialité.
- Masser et se faire masser apprend à affiner notre toucher et à porter une attention particulière au geste.
- Se faire masser est bon pour la peau, notre plus grand organe, aide à la nourrir et à faire circuler le sang et l'énergie dans le corps.

Quand masser ?

- Prendre un temps pour soi et son bébé.
- Choisissez un moment où l'enfant est réceptif et prêt pour une séance.
- Choisissez un moment où vous ne serez pas dérangés : éteindre le téléphone s'il le faut !
- Vous pouvez masser le bébé dès la naissance.

Règles d'or :

- Écouter le CD et faire sur soi-même les différents massages (apprendre à se toucher avant de toucher).
- Respecter les désirs de votre bébé.
- Être attentif à vos gestes et être à l'écoute des réactions de l'enfant.
- Ne pas penser à masser uniquement pour soigner. C'est avant tout un moment de partage.
- Demander à votre enfant son accord avant de commencer.

- Ne massez pas trop longtemps : en fonction de l'âge du bébé et de sa capacité de concentration, le massage peut durer de 5 minutes à 30 minutes pour les habitués.
- Ayez les mains propres. Vous pouvez éventuellement utiliser de l'huile de massage (en testant d'abord) mais essayez de faire avec ce que vous êtes !
- Attention aux ongles et aux bijoux/montres.
- Avant de masser, vous devez être vous-même détendu !

Le lieu de massage :

- Si vous faites une séance habillés, vous pouvez pratiquer n'importe où.
- Si vous optez pour un massage nu, prévoyez d'être dans un lieu suffisamment chauffé.
- Privilégiez les lieux calmes à l'éclairage doux ; attention aux plafonniers si le bébé est allongé sur le dos.

Types de massages :

Adaptez le massage à votre bébé et à vous-même :
- Massage relaxant ou tonique en fonction de vos besoins ou de l'heure de la journée.
- Massages diffusants (en fleur par exemple)
- Massages concentrants (les mains se rejoignent)

Déroulé type :

- Choisissez dans les différentes parties du CD quels massages vous voulez faire.
- Éveillez et chauffez vos mains en vous décontractant. Si vous le faites d'abord pour vous, ça vous amènera de la détente et vous aurez plus de facilité à enchaîner pour votre bébé.
- Continuez ensuite par un massage du corps en faisant chaque geste au moins 3 fois.
- Prenez le temps de conclure la séance !
- Quand l'enfant grandit, c'est lui qui choisit au fur et à mesure les chansons qu'il souhaite faire !

I-Éveil des mains et détente

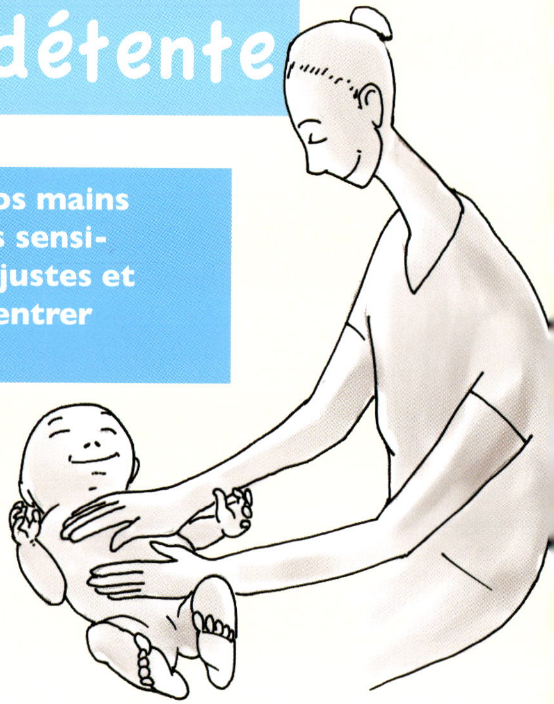

Avant tout massage, il convient d'éveiller vos mains et de détendre votre corps. Elles seront plus sensibles au contact et vos gestes en seront plus justes et précis. C'est aussi un bon moyen de se concentrer avant de se lancer !

CD 1 & 2

1 – Les pattes dans la neige
(Marie-Anne Sévin-Tulasne)
Massage énergique des mains

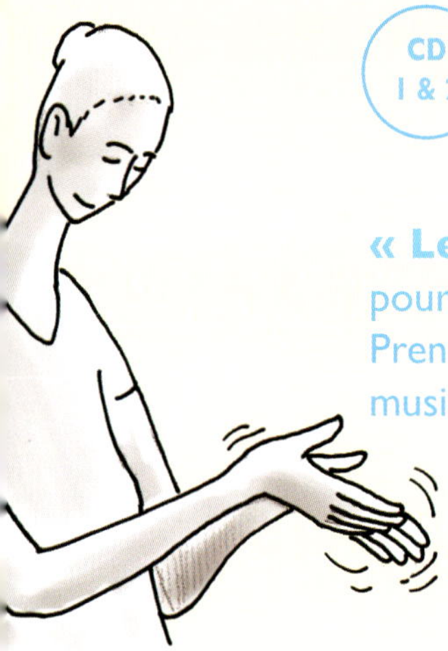

« Les pattes dans la neige » est une comptine pour réveiller et chauffer les mains.
Prenez le temps de respirer, de vous détendre sur la musique d'introduction puis commencez les gestes :

1 Les pattes dans la neige

- Les mains « marchent » sur vos cuisses l'une après l'autre jusqu'au GROOOAAR.
- Frottez énergiquement vos mains l'une contre l'autre sur la 2ème partie.
- Essayez de garder les épaules détendues pendant tout l'exercice !
- Quand vos mains sont bien chaudes, vous pouvez les poser sur celles de votre enfant pour qu'il sente leur chaleur ou sur son thorax, son dos ; c'est la prise de contact.

Vous pouvez faire cet exercice pour vous-même et laisser votre bébé vous observer...
Quand il sera prêt, il le fera lui-même.

introduction musicale pour respirer...
Quand il fait froid au pôle nord,
les pattes dans la neige
l'ours blanc grogne très fort,
lissant ses poils beiges
GROOOAAAAR
frotte-les frotte-les frotte les pattes
frotte-les frotte-les bien
frotte-les frotte-les frotte les pattes
frotte-les frotte-les fort.

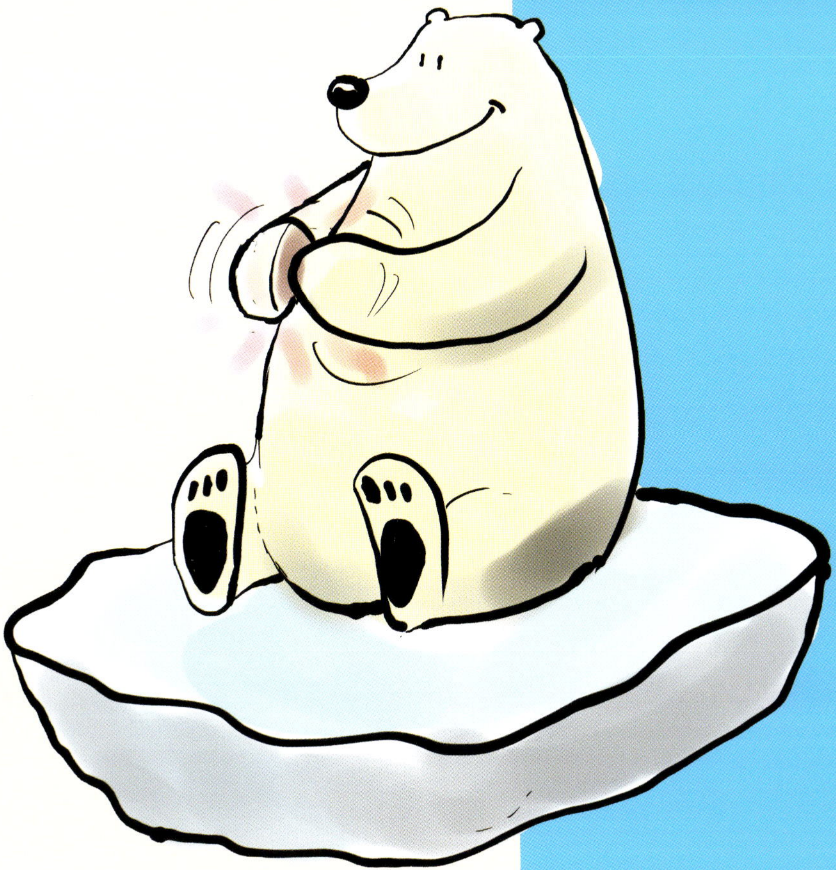

CD
3 & 4

2 - Tape tape dans tes mains...

Taper des mains

« Tape tape dans tes mains » est une comptine pour réveiller et chauffer les mains.
Prenez le temps de respirer, de vous détendre sur la musique d'introduction puis tapez dans vos mains en rythme.

- Pensez à garder vos épaules détendues !
- Laissez votre enfant vous observer ; si vous lui prenez systématiquement les mains pour lui faire faire les gestes, il attendra à chaque fois que vous le fassiez applaudir...
- Laissez-le trouver les gestes à son rythme...

2 Tape tape dans tes mains...

Tape tape dans tes mains,
ça les réchauffe ça les réchauffe
Tape tape dans tes mains,
ça les réchauffe vite et bien

CD 5 & 6

3 - Mes mains dansent

Gestes pour assouplir mains et poignets

« Mes mains dansent » est une comptine pour assouplir mains, bras et poignets.
L'idée est de faire chaque geste le plus souplement possible, de la manière la plus fluide possible.
Si vous sentez des tensions, posez-vous la question de ce que vous pourriez relâcher dans votre corps pour gagner en fluidité...
Aidez-vous de la respiration et essayez de garder les épaules détendues.
Observez les schémas avant de commencer :

- Sur *« mes mains dansent »*, faites le geste des marionnettes qui dansent avec grâce.
- Sur *« mes mains volent »*, pensez au vol d'une grue aux longues ailes. Le mouvement doit être le plus souple possible.
- Sur *« mes mains tournent »*, faites un moulin avec vos 2 mains.

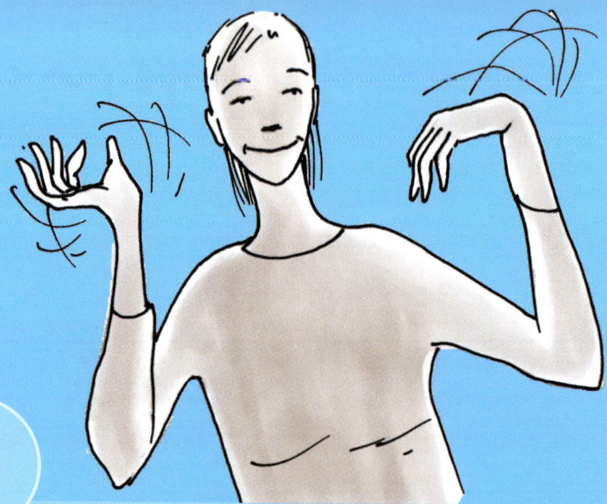

❸

Mes mains dansent

Mes mains dansent dansent dansent
Mes mains dansent doucement
Elles dansent en haut
Elles dansent en bas
Elles dansent par-ci
Elles dansent par-là
Mes mains dansent dansent dansent
Mes mains dansent doucement

idem avec :
Mes mains volent
Mes mains tournent

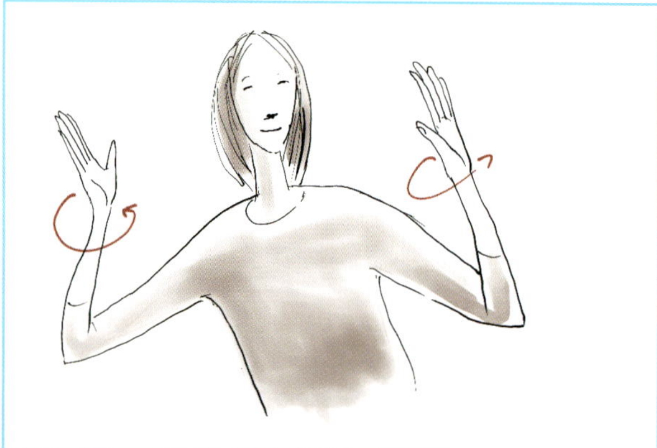

mes mains dansent

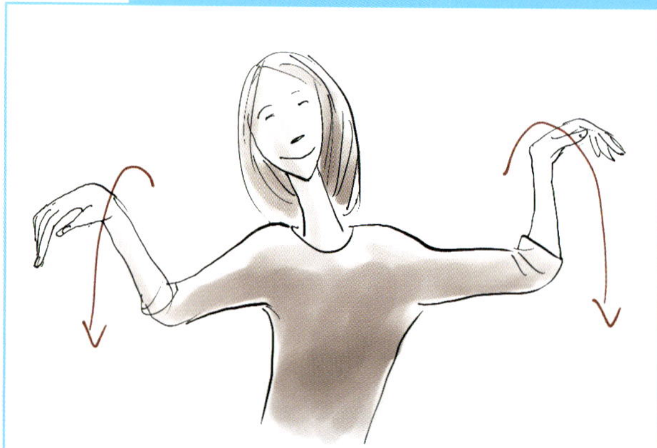

mes mains volent

II-Massage et éveil du corps

Dans cette partie, vous trouverez différents massages doux et enveloppants, propices à la relaxation...

CD 7 & 8

4 - Rond, tout rond

Massage circulaire des différentes parties nommées

« **Rond tout rond** » est une chanson de massage circulaire sur la partie du corps nommée.
Cette chanson est rassurante car elle dit à l'enfant que son corps est un tout « bien accroché ».

- Vous pouvez laisser une main s'envoler sur « mais il ne peut pas voler » pendant que l'autre reste en contact avec le corps. Essayez d'avoir un geste le plus fluide possible comme si c'était le vent qui soulevait votre main. Si vous sentez des à-coups ou saccades, posez-vous la question de ce que vous pourriez relâcher dans votre corps.

Les tout-petits adorent voir les mains s'envoler et les suivent avec émerveillement.

- Revenez pour masser la partie du corps sur « car il est bien accroché ».
- Faites d'abord le massage pour vous-même et pour sentir le contact de vos mains sur votre propre corps. (ça vous aidera à doser la pression quand vous masserez votre enfant).
- Ensuite, si l'enfant est prêt à le recevoir, massez-le en gardant si possible le contact du regard.

4

Rond, tout rond

J'ai un petit ventre rond
rond rond rond comme un ballon
mais il ne peut pas voler
car il est bien accroché (bis)

idem avec :
j'ai un petit dos tout rond
j'ai un petit pied tout rond

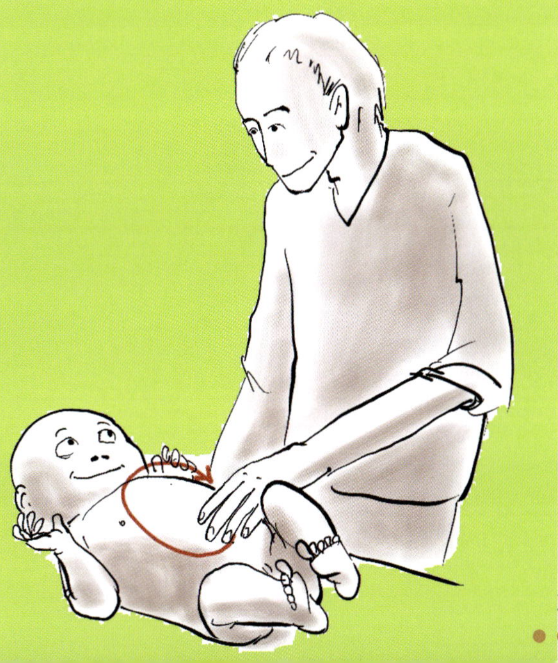

5

Le cygne Séraphin

CD 9 & 10

5 - Le cygne Séraphin
Massage en glissade avec intensités differentes

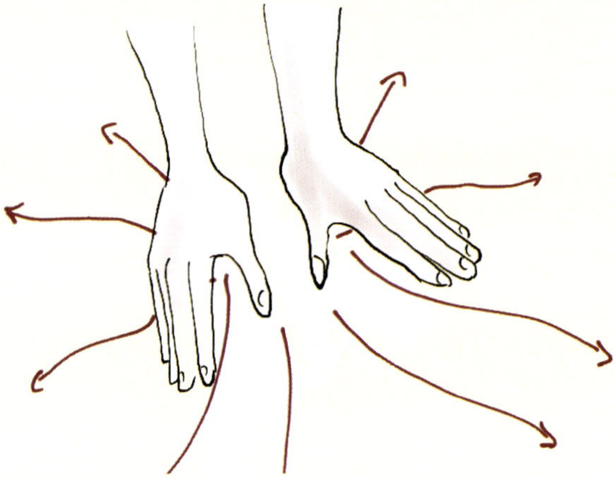

« Le cygne Séraphin » est une chanson qui permet de varier l'intensité du massage.
Vous pouvez le faire sur une partie du corps, ou en massant le corps dans sa globalité.

- Sur « le cygne Séraphin », le toucher est effleurement et délicatesse.
- Sur « le serpent Saturnin », le massage se fait plus appuyé, plus intense.
- Sur « la souris Sophie » c'est plus un jeu avec vos mains en pattes de crabe qui « pincent » avec la pulpe des doigts...

Le cygne Séraphin, se glisse, se glisse
Le cygne Séraphin, se glisse en silence

Le serpent Saturnin s'enfonce, s'enfonce
Le serpent Saturnin s'enfonce dans le sable

Et la souris Sophie se sauve, se sauve
Et la souris Sophie se sauve tous les soirs

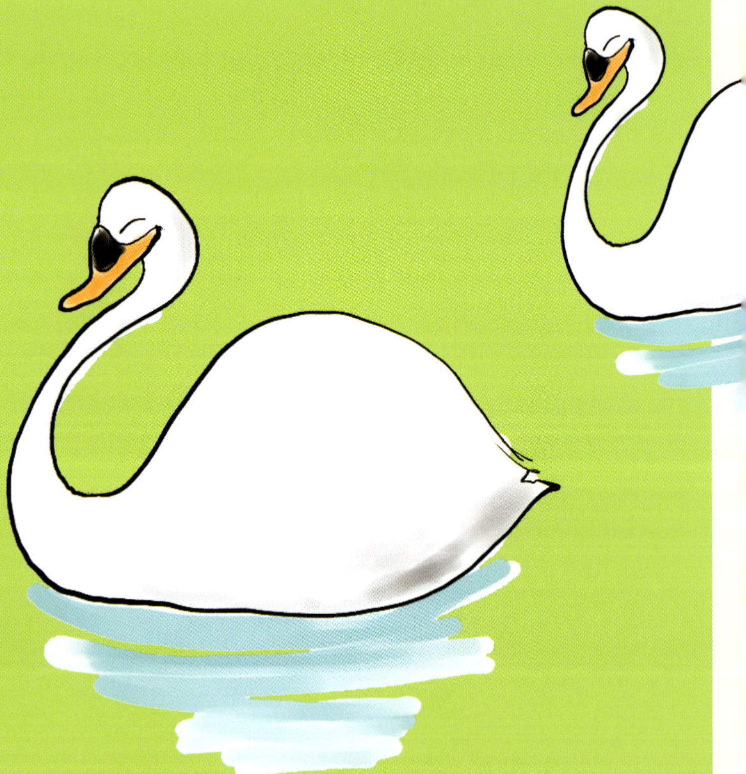

CD 11

6 - Quand ta peau

(Benoit Tulasne)

chanson interlude : de massage et d'amour...

- Prenez le temps de sentir ce qui se passe sous vos doigts.

Votre main est amour...

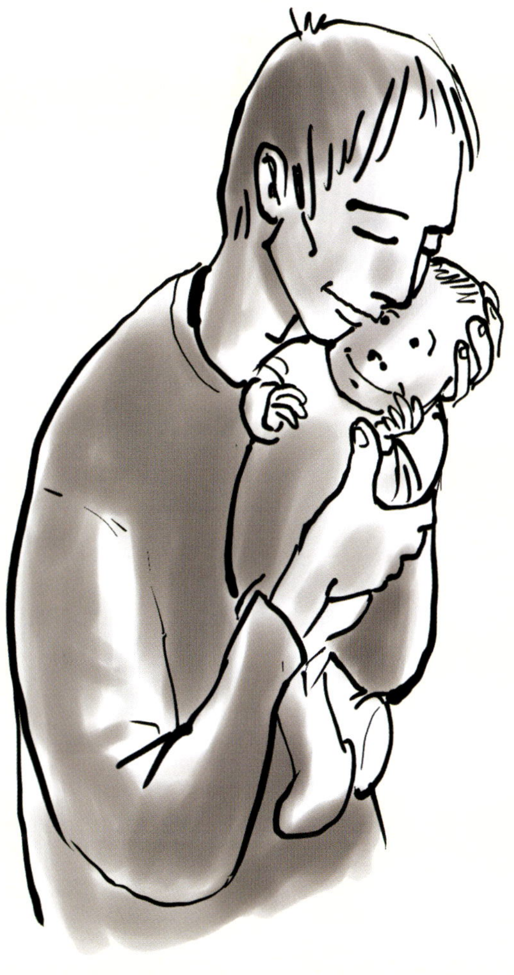

6 Quand ta peau

Quand ta peau, par la peau, parle à ma peau
Que peuvent-elles se dire ?

Quand ta peau, par la peau, parle à ma peau
Sens-tu comme elles respirent ?

Parlent-elles de la chaleur de ton corps
si près du mien ?

Parlent-elles de la candeur brillant
du regard enfantin ?

Parlent-elles de tout l'amour qui coule
entre toi et mes doigts ?

Savent-elles comme il est lourd et
comme j'aime qu'il soit comme ça ?

Quand ta peau, par la peau, parle à ma peau
Que peuvent-elles se dire ?

Quand ta peau, par la peau, parle à ma peau
Sens-tu comme elles respirent ?

Parlent-elles de la douceur
de tous ces mots qui font du bien ?

Parlent-elles de la splendeur
lorsque la peau se fait satin ?

Et tandis que mes mains courent
sur les rivages de ton corps,

Parlent-elles de parcours,
voyage vers les îles au trésor ?

Quand ta peau, par la peau, parle à ma peau
Que peuvent-elles se dire ?

Quand ta peau, par la peau, parle à ma peau
Sens-tu comme elles respirent ?

Quand ta peau, par la peau, parle à ma peau
Elles ont tant à se dire.

Quand ta peau, par la peau, parle à ma peau
Allez laissons-les se le dire.

CD 12 & 13

7 - Mon petit chaton demande un câlin

(Marie-Anne Sévin-Tulasne)

Massage circulaire du dos

«Mon petit chaton» est une chanson de massage circulaire sur le dos.

- Imaginez que le chaton est sur vos genoux et que vous le caressez.
- Essayez d'avoir un geste le plus fluide possible ; si vous sentez des à-coups ou saccades, posez-vous la question de ce que vous pourriez relâcher dans votre corps.
- Ensuite, si l'enfant est prêt à le recevoir, massez-lui le dos. Les tout-petits peuvent être lovés contre vous ; ainsi, ils reçoivent le massage de vos mains dans le dos et sentent la vibration de votre voix sur leur ventre.
- Si vous êtes plusieurs, vous pouvez chanter cette comptine en canon...

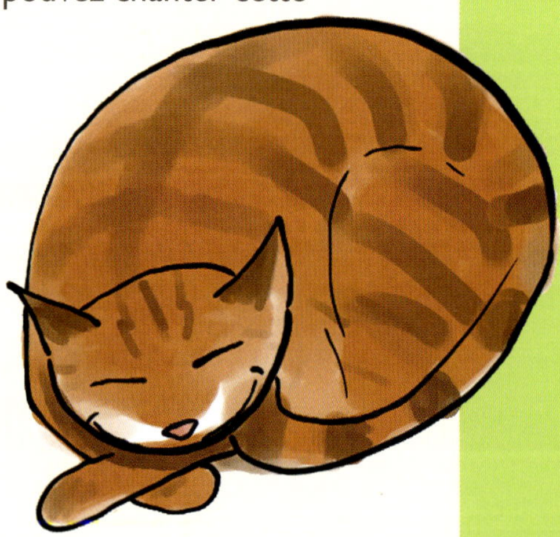

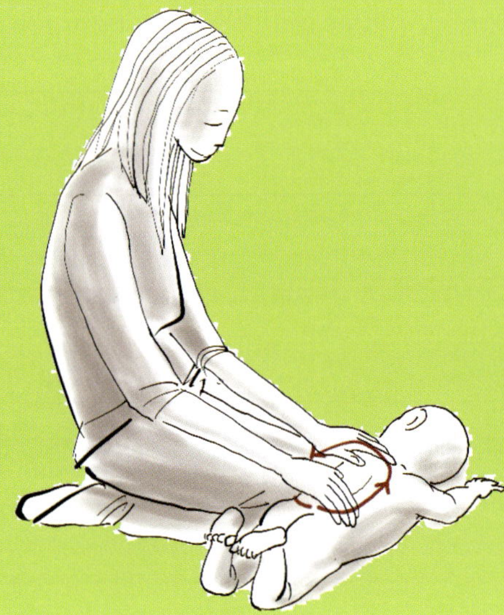

7 Mon petit chaton demande un câlin

Mon petit chaton
demande un câlin

Il se met en rond
au chaud sous ma main
ronronne, ronronnant

Puis je le caresse
sur le dos tout doucement
avec délicatesse
et lui tendrement
ronronne ronronnant
ronronne, il est content !

CD
14 & 15

8 - Bidon doux, doux bidon

(Marie-Anne Sévin-Tulasne)

Massage circulaire du ventre

« Bidon doux, doux bidon » est une comptine de massage circulaire sur le ventre.

- Massez votre ventre, la main bien ouverte, et sentez la chaleur et la pression que vous exercez.
- Essayez d'avoir un geste le plus fluide possible ; si vous sentez des à-coups ou saccades, posez-vous la question de ce que vous pourriez relâcher dans votre corps.
- Ensuite, si l'enfant est prêt à le recevoir massez-le en gardant si possible le contact du regard.
- Pour faciliter le transit, il est préférable de masser dans le sens des aiguilles d'une montre.

8

Bidon doux, doux bidon

Ton ventre est tout rond
bidon doux, doux bidon
mes mains tournent et vont
bidon doux doux bidon
en colimaçon
bidon doux doux bidon
petit à peton
doubidou bidou bidon

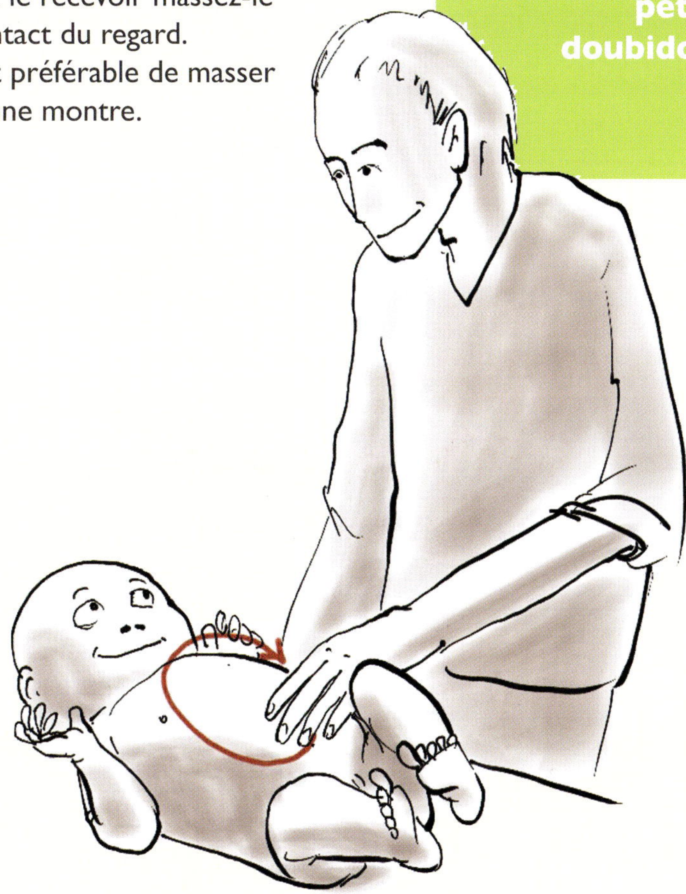

CD
16 & 17

9 - Ma main tendresse

(Marie-Anne Sévin-Tulasne)

Massage enveloppant et voix enveloppante

« Ma main tendresse » est une chanson enveloppante qui permet le massage du corps dans sa globalité.

- Essayez d'avoir un geste le plus fluide possible ; c'est un massage lent et bienveillant.
- Faites chaque geste en conscience et douceur afin d'envelopper votre enfant d'amour et de tendresse.
- Si vous sentez des à-coups ou saccades, posez-vous la question de ce que vous pourriez relâcher dans votre corps.

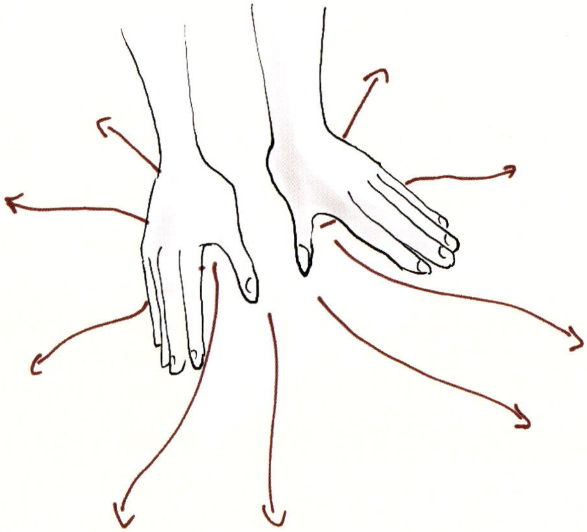

9

Ma main tendresse

Ma main tendresse, ma main caresse
ma main t'écoute, ma main est toute
douce douce douce pour toi (x2)

Ma voix tendresse, ma voix caresse
ma voix te chante, ma voix aimante
douce douce douce pour toi (x2)

III-Massage dynamisant

Pour éveiller, stimuler, vous trouverez dans cette partie les comptines dynamiques pour accompagner les moments d'éveil de l'enfant.

CD 18 & 19

10 - Petit escargot

Massage circulaire sur le dos avec tapotements

Ce grand classique est aussi une invitation au massage...

- Masser le dos de manière circulaire et assez dynamique jusqu'à « maisonnette ».
- Ensuite, les doigts font comme des gouttes de pluie sur le dos en rebondissant jusqu'à « tout heureux ».
- Pour finir, la main remonte jusqu'au sommet du crâne en petite pluie légère.

Pour ressentir le massage sur vous, vous pouvez le faire sur le dos de votre main par exemple !

- Quand l'enfant est plus grand, proposez-lui de vous masser le dos. Il se sentira fier de faire comme vous et vous pourrez profiter de recevoir ce massage !

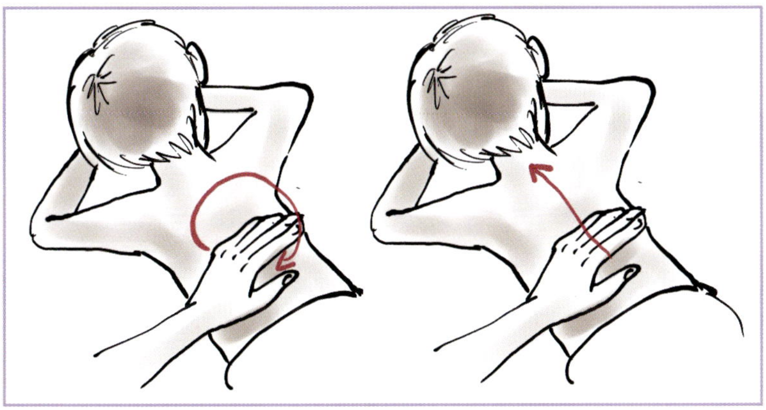

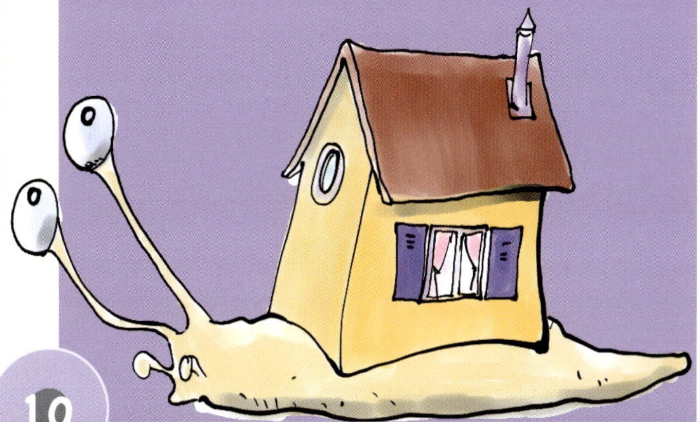

10

Petit escargot

Petit escargot
porte sur son dos
sa maisonnette
aussitôt qu'il pleut,
il est tout heureux
il sort sa tête !

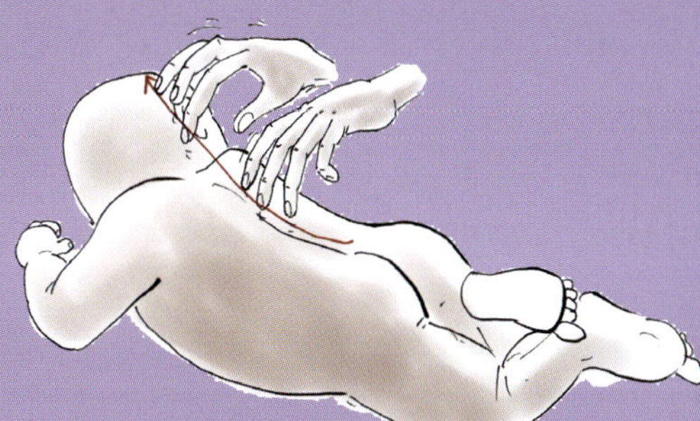

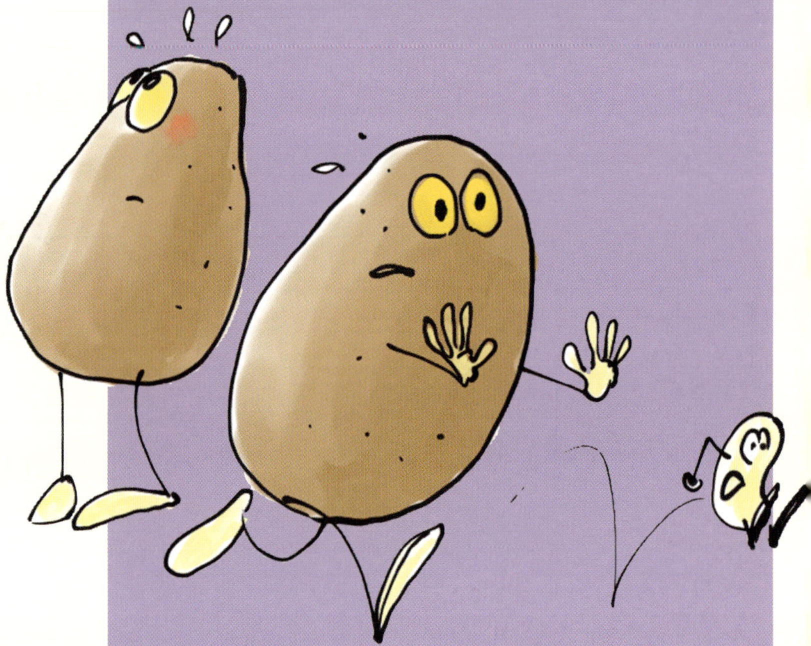

CD 20 & 21

11 - La mère Angot est en colère

Tambouriner jambes, pieds, fesses

Une des chansons préférées des plus grands !
On a le droit d'y exprimer sa colère : ça défoule !

- « La mère Angot est en colère » est une comptine à faire debout en tapant du pied par-terre et en laissant rebondir les poings le long des jambes jusqu'aux fesses.
- On ne le fait pas aux bébés car ce serait comme transmettre sa colère sur l'enfant...

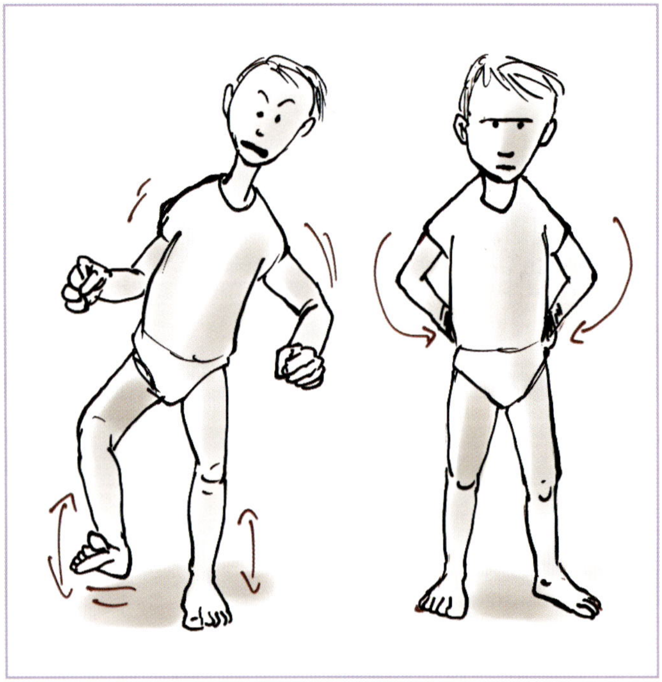

11

La mère Angot

**La mère Angot
est en colère d'avoir mangé
des pommes de terre
et son mari des haricots coco
cache tes poings derrière ton dos !**

12

Tarzan

CD 22 & 23

12 - **Tarzan**

(Marie-Anne Sévin-Tulasne)

Tambouriner le thorax

« Tarzan » permet un massage dynamisant.

- Vous pouvez marcher sur les couplets ou faire marcher vos mains sur vos cuisses.
- Puis tambouriner le thorax tel « Tarzan », le roi de la jungle sur « ohiohiohiohiooooooooooooo ! ». C'est excellent pour les bronches.
- Une fois que vous avez testé la comptine pour vous, marchez avec votre enfant dans les bras et tambourinez légèrement son thorax sur « ohiohiohiohiooooooooooooo ! » ou même mieux : laissez-le faire !

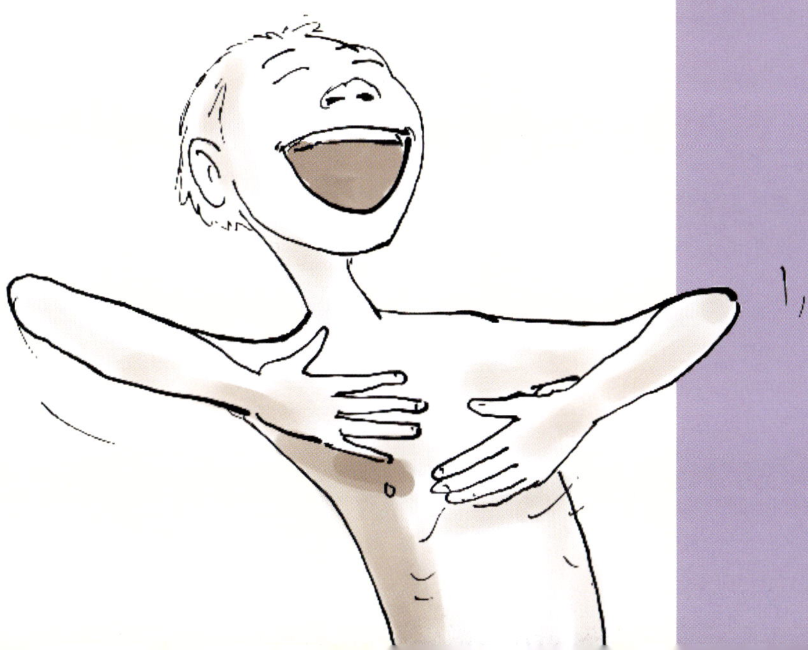

Dans la jungle il y a des singes
des tigres et des serpents
mais de tous les animaux sauvages
le moins poilu c'est Tarzan !

Il se balance et rebondit de liane en liane
aussi vite que le vent
quand il a faim il dévore une banane

Tambourinant son torse en hurlant
ohiohiohiohiooooooooooooo !

Dans la jungle il y a des singes
des tigres et des serpents
mais de tous les animaux sauvages
le moins poilu c'est Tarzan !

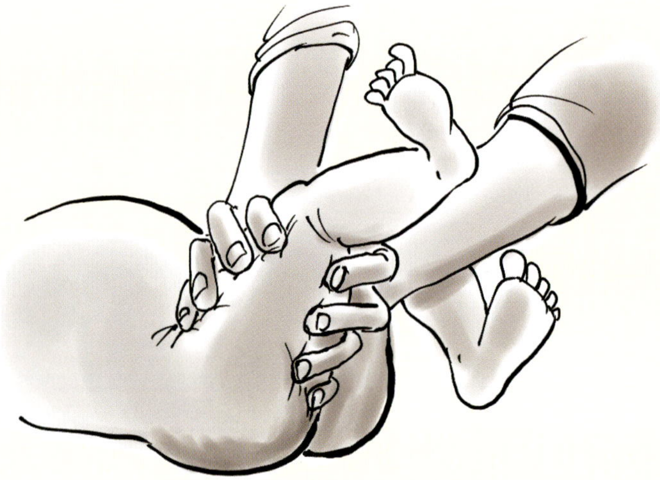

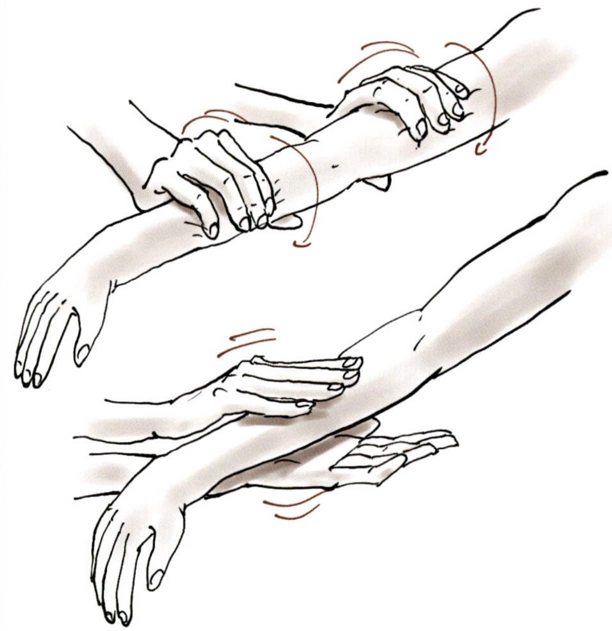

CD
24 & 25

13 - Je bats mon beurre
Pétrissage des bras ou des jambes

« Je bats mon beurre » est un massage à pétrir.

- Observez les schémas avant de commencer.
- Prenez à deux mains un petit bras de votre bébé. Vos mains se rapprochent et s'écartent rythmiquement sur les 3 « Je bats mon beurre ».
- Ensuite, sur « et je fais des tout petits pains », prenez délicatement le bras du bébé entre vos mains ; frictionnez délicatement comme pour faire un boudin de pâte à modeler avec le bras.
- Vous pouvez réaliser les mêmes gestes avec les jambes de bébé.

13

Je bats mon beurre

Je bats mon beurre
je bats mon beurre
je bats mon beurre
et je fais des tout petits pains
et je fais des tout petits pains

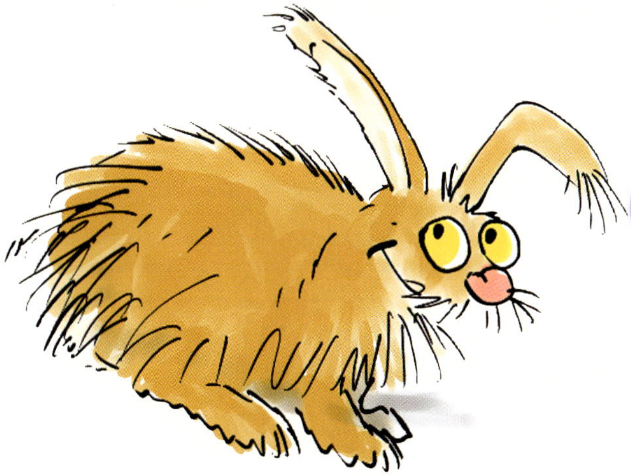

CD 26 & 27

14 - P'tit lapin plein d'poils

(canard, cochon, mouton)
Plusieurs massages enchaînés

« P'tit lapin plein d'poils » est une comptine pour 4 types de massages énergiques enchaînés :

- Sur « P'tit lapin plein d'poils », faites comme si vous enleviez la farine d'un vêtement avec les mains à plat.
- Sur « P'tit canard plein d'plumes », pincez légèrement avec la pulpe des doigts comme pour attraper le tissu des vêtements qui vous échappent.
- Sur « P'tit cochon tout rond », le massage est vif et circulaire, la main bien à plat
- Enfin, sur « P'tit mouton tout doux » faites des caresses et des câlins tout en douceur et en tendresse.

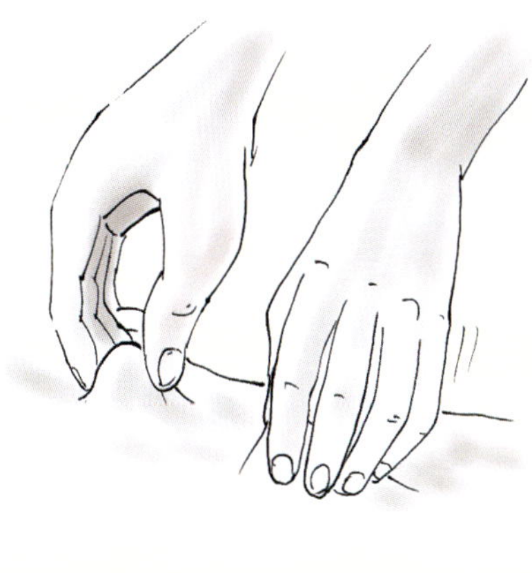

14

P'tit lapin plein d'poils

P'tit lapin plein d'poils
P'tit lapin plein d'poils
P'tit lapin plein d'poils partout
par-devant par-derrière
par-dessus par-dessous
P'tit lapin plein d'poils partout

P'tit canard plein d'plumes
P'tit canard plein d'plumes
P'tit canard plein d'plumes partout
par-devant par-derrière
par-dessus par-dessous
P'tit canard plein d'plumes partout

P'tit cochon tout rond
P'tit cochon tout rond
P'tit cochon tout rond partout
par-devant par-derrière
par-dessus par-dessous
P'tit cochon tout rond partout

P'tit mouton tout doux
P'tit mouton tout doux
P'tit mouton tout doux partout
par-devant par-derrière
par-dessus par-dessous
P'tit mouton tout doux partout.

IV-Massage et éveil du visage

Le massage du visage est un massage qui demande une grande écoute et une grande confiance entre vous et votre bébé. Certains bébés n'aiment pas être touchés sur le visage. Dans ce cas, massez votre propre visage.

1 - Pour tous les massages du visage, soyez extrêmement délicats avec la pulpe des doigts.
2 - Commencez toujours par vous masser vous-même en prenant le temps de sentir vos doigts sur votre visage.
3 - Pour les bébés, gardez le contact du regard et restez toujours à l'écoute de ses réactions.

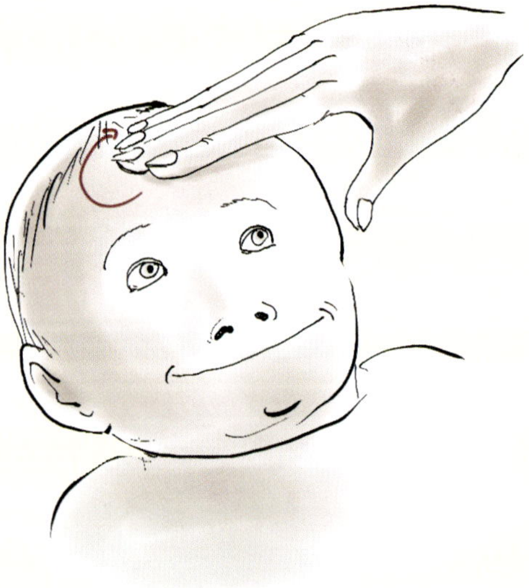

CD 28 & 29

En douceur :
15 - J'ai un visage tout rond
Effleurement du visage

« J'ai un visage tout rond » est une chanson de massage circulaire sur la partie du visage nommée.

Cette chanson est rassurante car elle dit à l'enfant que son corps est un tout « bien accroché ».

15 J'ai un visage tout rond

J'ai un visage tout rond
rond rond comme un ballon
mais il ne peut pas voler
car il est bien accroché (bis)

idem avec :
j'ai un petit nez tout rond
j'ai un petit menton rond

- Vous pouvez laisser une main s'envoler sur « mais il ne peut pas voler » pendant que l'autre reste en contact avec le visage. Essayez d'avoir un geste le plus fluide possible comme si c'était le vent qui soulevait votre main. Si vous sentez des à-coups ou saccades, posez-vous la question de ce que vous pourriez relâcher dans votre corps.
- Les tout-petits adorent voir les mains s'envoler et les suivent avec émerveillement.
- Revenez pour masser la partie du visage sur « car il est bien accroché »
- Faites d'abord le massage pour vous même et pour sentir le contact de vos mains sur votre propre visage (ça vous aidera à doser la pression quand vous masserez votre enfant)
- Ensuite, si l'enfant est prêt à le recevoir, massez-le en gardant si possible le contact du regard.

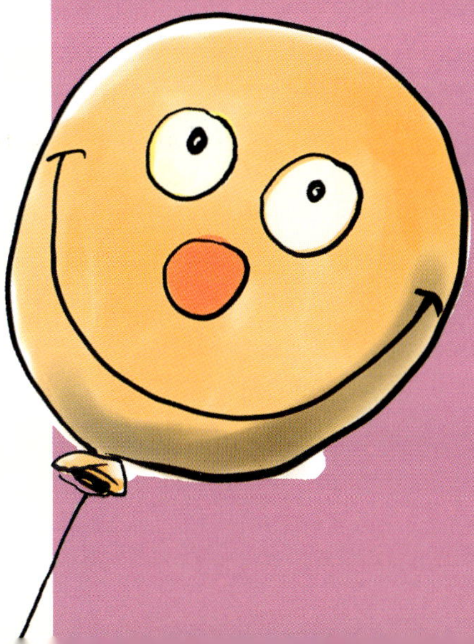

CD 30 & 31

16 - **Mon grenier**

Gestes spécifiques visage

- Observez bien les schémas et suivez les conseils du CD.
- Pour tous les massages du visage, soyez extrêmement délicats avec la pulpe des doigts.
- Commencez toujours par vous masser vous-même en prenant le temps de sentir vos doigts sur votre visage.
- Pour les bébés, gardez le contact du regard et restez toujours à l'écoute de ses réactions.
- La partie des yeux, c'est juste pour vous mais ne les lui touchez pas.
- Les enfants sont très sensibles des oreilles ; soit ils adorent, soit ils détestent. Ne le forcez pas.

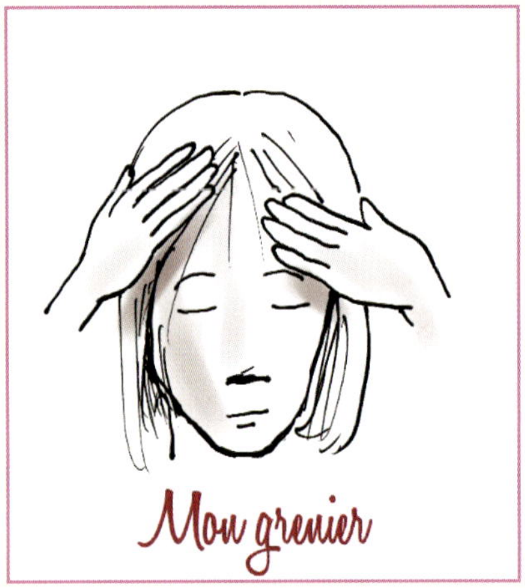

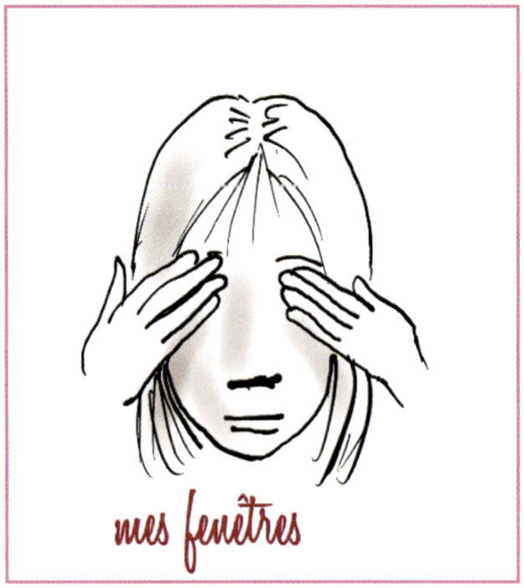

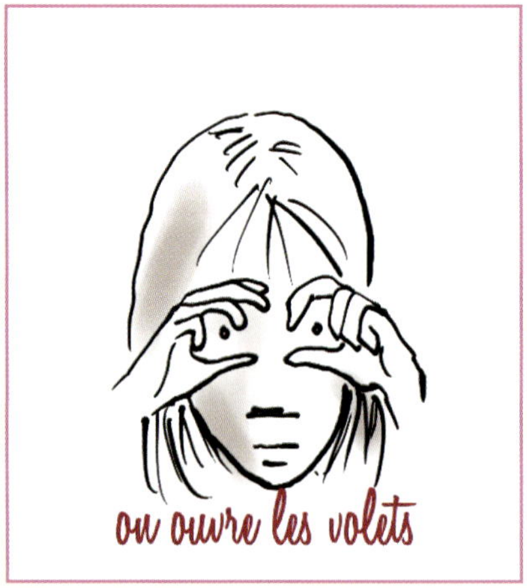

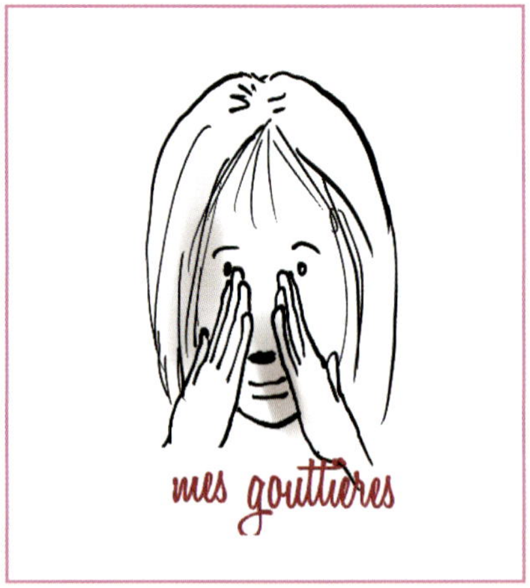

16 Mon grenier

Mon grenier,
mes fenêtres,
on ouvre les volets,
mes gouttières,
mes escaliers
en colimaçon,
mon grand four,
mes baguettes,
mon tambour
et zimblamboum (X3)

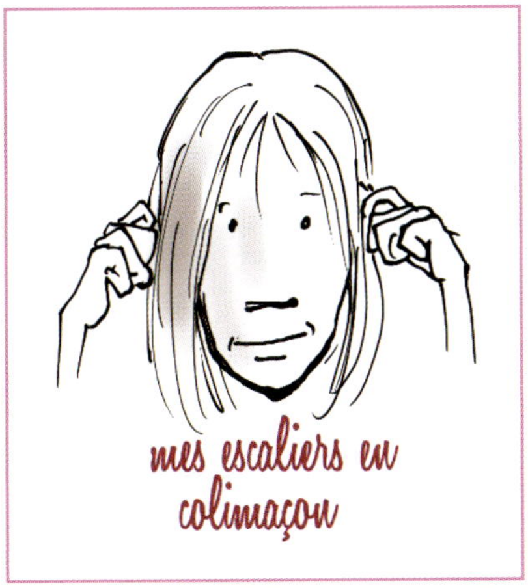

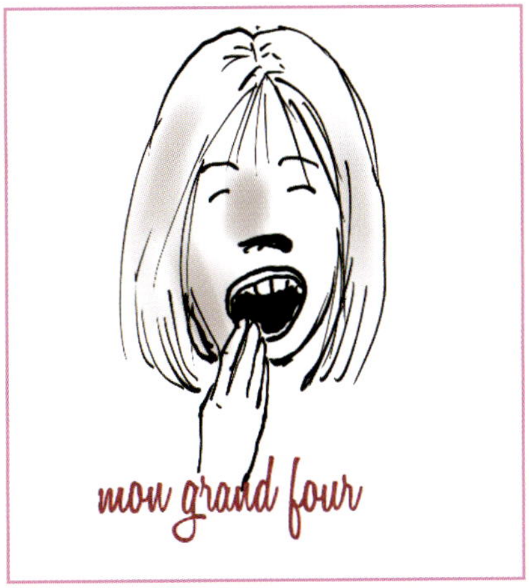

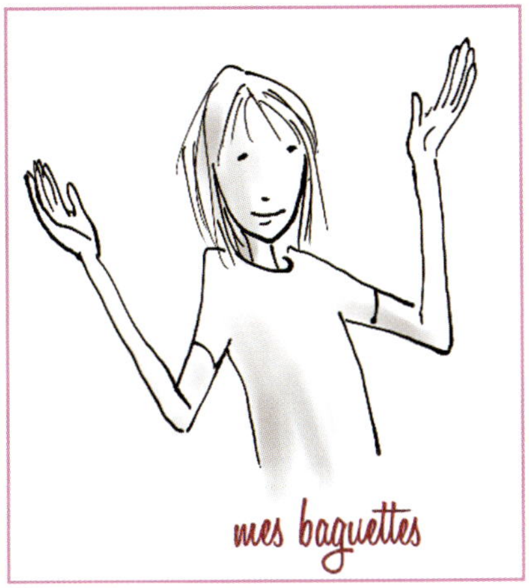

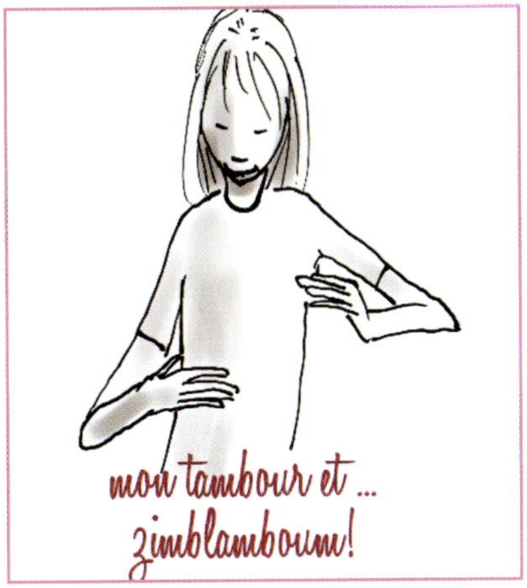

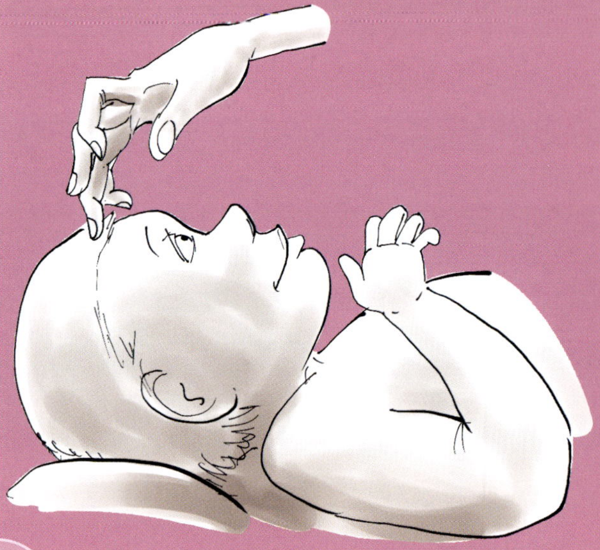

En tapotements :

CD 32 & 33

17 - Comme une pluie sur mon visage

(Marie-Anne Sévin-Tulasne)

Les doigts (pulpe des doigts) rebondissent en douceur sur le visage

- C'est un excellent exercice qui réveille le visage !
- N'hésitez pas à le faire sur vous-même avant de chanter, c'est très efficace pour éveiller les résonnateurs !

17

Comme une pluie sur mon visage

Comme une pluie sur mon visage
mes doigts sont des gouttes d'eau
en clapotis et clapotages
rebondissent sur ma peau
encore une fois :

Comme une pluie sur mon visage
mes doigts sont des gouttes d'eau
en clapotis et clapotages
rebondissent sur ma peau
une dernière fois :

Comme une pluie sur mon visage
mes doigts sont des gouttes d'eau
en clapotis et clapotages
rebondissent sur ma peau

V-Pour conclure

Merci d'avoir donné et reçu les massages en faisant un gros câlin

N'oubliez pas ce temps du « au revoir », qui rassure l'enfant en verbalisant la fin de la séance

CD 34

18 - **Merci mon enfant**
(Marie-Anne Sévin-Tulasne)
Dans un simple regard

18

Merci mon enfant

Merci mon enfant
et merci mes mains
Merci mes parents
c'était du satin :
Merci merci
on était bien
Merci merci
pour tous ces câlins !

Vous venez de partager un moment avec votre enfant ; il est le reflet de votre relation du moment.

Peut-être que vous avez été très à l'aise, expert en massage ou, au contraire, vous êtes-vous senti maladroit et hésitant ?

Peu importe ! Vous avez offert cet instant à votre bébé avec ce que vous êtes. L'amour que vous avez donné compte plus que n'importe quelle technique !

Ayez confiance en vous, votre toucher est amour !

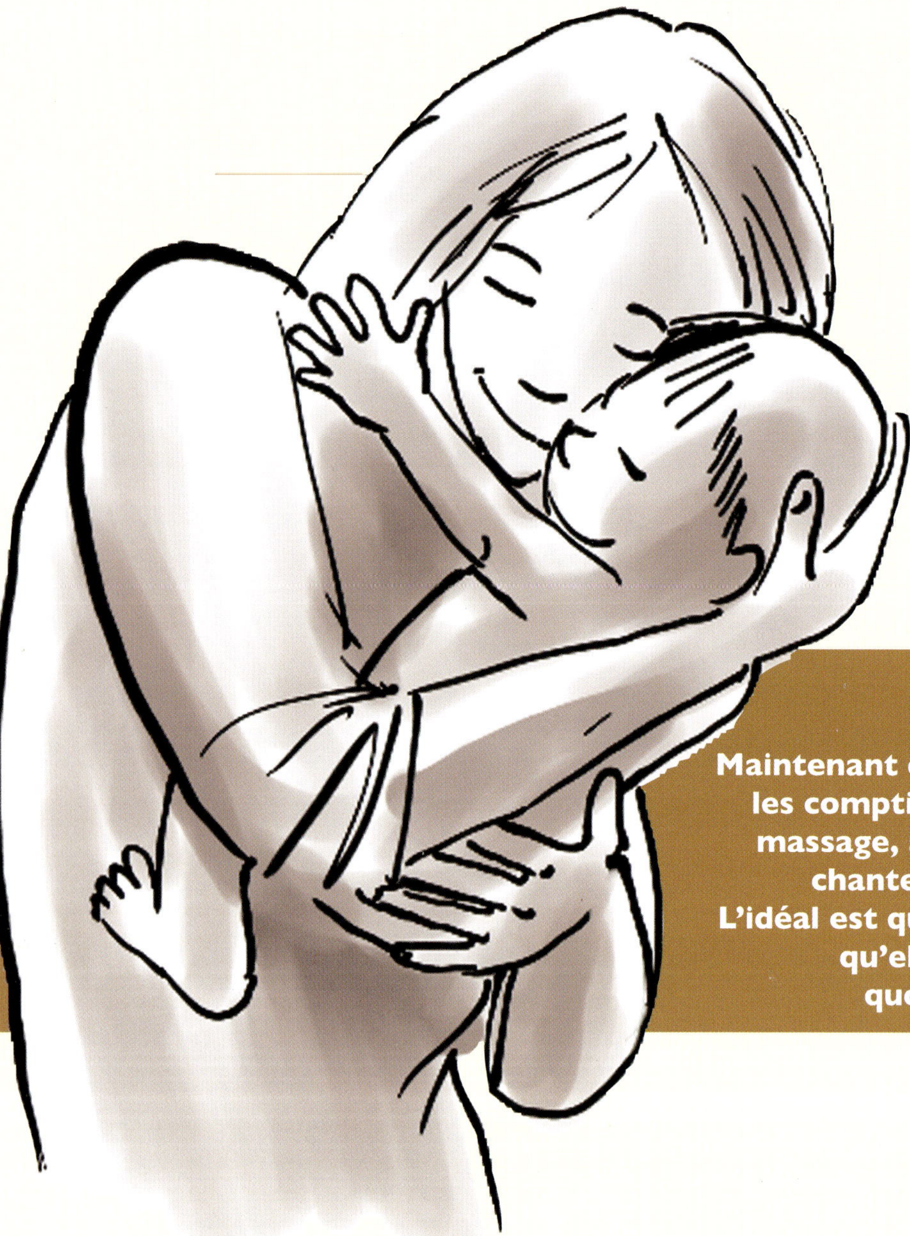

Et après ???

Maintenant que vous avez expérimenté les comptines pour le toucher et le massage, à vous de continuer à les chanter avec ou sans le CD.
L'idéal est qu'elles vous accompagnent, qu'elles rythment votre quotidien avec bébé.